Wie werde ich Methusalem – Die besten Tipps für Ihre

Gesundheit - Ein Wegweiser

Wie werde ich Methusalem –

Die besten Tipps für Ihre

Gesundheit - Ein Wegweiser

Autor: Torsten Hauschild

Verlag: Books on Demand

GmbH

ISBN 9-783842-352865

© 2011 Herstellung und Verlag:

Books on Demand GmbH,

Norderstedt

Haftungsauschluss:

Die Tipps zu Ihrer Gesundheit in diesem Werk sind fundiert. Allerdings bedeuten sie kein Substitut für fachkundige medizinische Empfehlungen Ihres Arztes. Der Autor und der Verlag übernehmen keine Garantie oder Gewährleistung für die Aussagen in diesem Text. Eine Haftung des Verfassers oder des Verlagshauses (sowie seiner Angestellten) für Vermögens-, Sach- oder Personenschäden ist ausgeschlossen.

1) Einleitung

Gesundheit und ein langes Leben lässt sich durch den entsprechenden Lebensstil erreichen. Das biologische Alter und das chronologische Alter sind zweierlei. Im folgenden Text geht es darum, wie Sie erreichen können, dass Ihr biologisches Alter unter dem chronologischen Alter bleibt.

Außerdem geht es in diesem Buch darum, möglichst lange bei guter Gesundheit zu bleiben. Krankheiten sind häufig ein Zeichen für ein Ungleichgewicht im Körper. Ein solches Ungleichgewicht tritt bei zunehmenden biologisches Alter schneller auf, da das Regenerationsvermögen des Körpers im Laufe des Lebens abnimmt. Die Darstellung erfolgt kurz und knapp.

Der Autor übt seit vielen Jahren eine gesunde Lebensweise aus. Gesundheit und Gesundheitserhaltung im Alter ist für ihn ein wichtiges Thema.

In den folgenden Kapiteln erfahren Sie mehr über verschiedene Bereiche, auf die Sie achten sollten. Es geht sowohl um Ihre Ernährung als auch um Ihr Verhalten. Einige Inhalte werden Ihnen bestimmt bekannt sein. Hier geht es darum, die Grundlagen zum Erhalt Ihrer Gesundheit kurz und knapp zusammen zu fassen.

Wenn Sie das Thema Gesundheit vertiefen wollen, so kann dieses Buch Ihre Einstiegslektüre sein.

2) Sport und Bewegung

Sport hält jung und fit. Daher sollten Sie regelmäßig Sport treiben oder Bewegung ausüben (am besten täglich). Besonders wichtig sind einerseits Konditionssportarten (z.B. Jogging, Walking, Wandern oder Ballsportarten). Sie sind wichtig für Herz und Kreislauf, stärken das Immunsystem und wirken verjüngend. Giftstoffe im Körper werden durch Konditionssport abgebaut (ausgeschwitzt). Ihre Kondition zu stärken heißt auch, körperlich belastbarer zu werden.

Wesentlich ist es auch, den Muskelapparat intakt zu halten, damit einzelne Muskeln belastbar bleiben und trainiert werden. Besonders die Wirbelsäule sollte gestärkt werden, um Erkrankungen des Rückens zu verhindern. Dazu eignet sich besonders Fitnesstraining und spezielle Gymnastik.

Schwimmen ist eine besonders gute Sportart, um gleichzeitig den Muskelapparat zu stärken und Konditionssport zu betreiben.

3) Sauna

Ein Schwitzbad dient der Gesundheit und der Körperreinigung. Es trägt zur Abhärtung bei (insbesondere gegen Erkältungen). Durch die Schwitzphase wird ein ähnlicher Effekt im Körper erzielt wie bei Fieber (Zerschlagen von Krankheitserregern mittels erhöhter Körpertemperatur).

Sauna dient der Körperreinigung und ist gleichzeitig Hautpflege. Sauna wirkt der Hautalterung entgegen.

Es ist unbedingt zu empfehlen, sich nach der Sauna gut abzukühlen. Das warm-kalte Wechselbad wirkt blutdrucksenkend. Stoffwechsel, Immunsystem, Kreislauf und Atmung werden angeregt. Außerdem entspannt sich die Muskulatur.

4) Frische Luft

Ein regelmäßiger Aufenthalt an der frischen Luft ist hilfreich zur Erhaltung der Gesundheit (so oft wie möglich). Es empfiehlt sich, Aktivitäten nach draußen zu verlegen. Spazieren gehen, Wandern und Sport im Freien sind wichtig im Kampf gegen das Altern.

Ebenfalls wesentlich ist turnusmäßiges Lüften im Wohnbereich, möglichst mehrmals täglich. Einen weiteren Beitrag zu besserer Raumluft können Zimmerpflanzen leisten. Sie filtern durch ihre Photosynthese die Raumluft und erzeugen Sauerstoff. Die Qualität der Raumluft kann daher durch Zimmerpflanzen verbessert werden.

Neben der frischen Luft (Sauerstoff) ist im Freien auch Sonne wichtig. Sonne braucht der Körper um Vitamin D zu bilden. 10 Minuten Sonnenschein am Tag auf Teile der Haut können schon hinreichend sein. Dies gilt im Besonderen, wenn nicht genug Vitamin D über die Nahrung aufgenommen wird.

5) Mineralstoffe

Bei Mineralstoffen unterscheidet man
Bau- und Reglerstoffe. Zu den Baustof-
fen gehören Magnesium, Kalzium, Kalium, Natrium und Phosphor. Dagegen
sind beispielsweise Eisen, Jod und
Kupfer Reglerstoffe.

Entscheidend dabei ist, dass Mineralstoffe in der richtigen Konzentration aufgenommen werden, um eine Beschleuni-
gung der Alterung zu verhindern. Eine
zu hohe Menge eines Mineralstoffes im
Körper kann negative Auswirkungen
haben, ebenso wie eine zu geringe
Menge. Eine Überdosierung eines
Mineralstoffes kann auch giftig wirken.
Die Entstehung von 150 Krankheiten
führt man auf Mineralstoffmangel
zurück. Mineralstoffe sind im Körper
unverzichtbar.

Manche Mineralstoffe wirken als Gegen-
spieler und müssen im Körper immer im
Gleichgewicht sein. Dies gilt z.B. für
Magnesium und Kalzium sowie für
Kalium und Natrium (Salz).

6) Vitamine

Die meisten Vitamine kann der Körper nicht selbst herstellen, daher ist er darauf angewiesen, Vitamine über die Ernährung aufzunehmen. Zu unterscheiden sind zwei Gruppen von Vitaminen. Neben den fettlöslichen gibt es die wasserlöslichen Vitamine.

Fettlösliche Vitamine (A, D, E, K) benötigen Fett um vom Körper aufgenommen zu werden. Bei einem Überangebot im Körper werden diese Vitamine gespeichert. Dies kann zu Entgleisungen im Körper führen.

Die anderen Vitamine sind wasserlöslich. Der Körper kann sie bei einem Überangebot ausscheiden. Auch bei wasserlöslichen Vitaminen kann ein Überangebot im Körper schädlich sein, wird jedoch in der Regel nicht durch eine Nahrungsaufnahme erreicht. Ein durch eine zusätzliche Einnahme verursachtes Überangebot an Vitamin B6 kann beispielsweise zu brennenden Schmerzen in Körper und Beinen sowie Unsicherheit beim Gehen führen.

Beim Vitaminhaushalt sollte daher (wie auch bei Mineralstoffen) im Körper ein Gleichgewicht herrschen. Zu viel ist ebenso schädlich wie zu wenig. Ein Über- oder Unterschuss an Vitaminen kann der Auslöser für etliche Krankheiten sein und die Alterung beschleunigen.

7) Spurenelemente

Manche der im menschlichen Körper enthaltenen Elemente kommen nur in winzigen Mengen vor (Spurenelemente). Verschiedene Spurenelemente sind allerdings lebensnotwendig. Es gibt über 20 Spurenelemente. Wichtige Spurenelemente sind Kupfer, Kobalt, Zink, Chrom, Molybdän und Selen.

8) Sekundäre Pflanzenstoffe

Sekundäre Pflanzenstoffe sind in Pflanzen enthaltene Substanzen, die häufig positive Auswirkungen auf die menschliche Gesundheit haben. Es handelt sich weder um Vitamine, Mineralstoffe oder Spurenelemente. Sekundäre Pflanzenstoffe kann man daher nicht durch Vitamin- oder Mineralstofftabletten dem Körper zuführen.

Der Verzehr von pflanzlicher, naturbelassener Ernährung in großen Umfang ist daher sehr empfehlenswert. Beispielsweise enthalten folgende Pflanzen krebshemmende Inhaltsstoffe: Kurkuma, Blaubeere, Himbeere, Brombeere, Soja, Tomate, Kakao, Zitrone, Orange, Mandarine, Grapefruit, Weintraube und Kohl.

Sekundäre Pflanzenstoffe haben noch vielfältige andere positive Auswirkungen auf die Gesundheit und den Körper. Ihre positive Wirkung beschränkt sich nicht nur auf die Krebsvorbeugung. Eine vorwiegend pflanzliche Ernährung kann Sie jung halten und kann Ihnen ein langes Leben bescheren.

9) Pflanzliche Ernährung

Pflanzliche Ernährung ist essentiell wichtig für eine gute Gesundheit. Durch eine vielseitige Ernährung mit möglichst unverarbeiteten Pflanzen werden dem Körper viele Mineralstoffe, Vitamine, Spurenelemente und Sekundäre Pflanzenstoffe zugeführt. Eiweiß können Sie durch Erbsen, Bohnen, Sojabohnen und Linsen zu sich nehmen.

Es empfiehlt sich, mindestens fünf Mal am Tag Obst und Gemüse zu essen. Je abwechslungsreicher die Pflanzen sind, die Sie zu sich nehmen, desto besser ist es für die Ausgewogenheit im Organismus. Fleisch sollten Sie nur in Maßen essen. Ein- bis zweimal wöchentlich ist ausreichend. Natürlich sollten Sie auch Kohlenhydrate zu sich nehmen (z.B. durch Verspeisen von Kartoffeln oder Vollkornreis).

10) Omega-3-Fettsäuren

Omega-3-Fettsäuren sind (neben Jod) in Fisch enthalten und sind lebensnotwendig. Ein- bis zweimal wöchentlich Fisch zu essen ist daher vorteilhaft. Pflanzliche Omega-3-Fettsäuren sind u.a. auch in Walnüssen und Leinsamen enthalten.

Der Konsum von Omega-3-Fettsäuren sollte dessen ungeachtet maßvoll sein, da ein Übermaß das Immunsystem schwächen kann.

Die Omega-3-Fettsäuren tragen zu einer besseren Fließfähigkeit des Blutes bei und senken den Cholesterinspiegel. Sie können auch die Gefahr von Herzinfarkten und Schlaganfällen reduzieren sowie Entzündungen vorbeugen.

Omega-3-Fettsäuren können dabei helfen, Schutzkappen für die DNA (dem Erbgut) zu bilden.

11) Ginseng

Ginseng gilt als die Wurzel des Lebens. Die asiatische Wunderpflanze war früher wertvoller als Gold und ist ein Jungbrunnen. Im Mittelalter war Ginseng chinesischen Kaisern vorbehalten. Ginseng hält den Körper im Gleichgewicht und beugt so Krankheiten vor. In der chinesischen Medizin ist Ginseng ebenso ein wichtiges Heilmittel. Es gibt Gerüchte über einen Chinesen, der durch Einnahme von Ginseng über 200 Jahre alt geworden sein soll.

Die höchste Qualität hat koreanisches Ginseng. Hierbei ist der rote Ginseng wertvoller und noch gesünder, als der weiße Ginseng. Zu unterscheiden ist Ginseng vom sogenannten „Sibirischen Ginseng".

Sibirischer Ginseng gehört ebenfalls zur Familie der Araliengewächse. Biologisch ist Sibirischer Ginseng gar kein Ginseng, hat aber eine ähnlich positive Wirkung wie Ginseng.

12) Knoblauch

Knoblauch ist wie Ginseng eine Heilpflanze mit vielfältigen positiven Wirkungen auf die Gesundheit. Auch Knoblauch wirkt verjüngend – am besten wenn er frisch verwendet wird.

Durch seine Antioxidantien wirkt er unter anderem vorbeugend gegen Krebs. Außerdem ist er hilfreich gegen Herz-Kreislauf-Erkrankungen. Knoblauch senkt den Blutdruck und den Cholesterinspiegel. Er stärkt das Immunsystem und schützt vor Parasiten im Körper. Unter anderem lassen sich Pilzerkrankungen des Körpers mit Knoblauch positiv beeinflussen.

Knoblauch enthält neben sekundären Pflanzenstoffen zahlreiche Vitamine und Mineralstoffe. Durch sein Allizin wirkt er u.a. antibiotisch, antidiabetisch, antiseptisch, krampflösend und schleimlösend.

13) Getränke

Der Körper besteht zum Großteil aus Wasser. Um jung und gesund zu bleiben, ist es wichtig, genug Flüssigkeit zu sich zu nehmen, um dem Körper verloren gegangenes Wasser zurück zu geben. Es ist empfehlenswert, mindestens zwei Liter Flüssigkeit am Tag zu sich zu nehmen. Ideal sind insbesondere Getränke ohne Alkohol, Koffein, Zucker und Zusatzstoffe.

Für eine Vitalernährung kommen also speziell Wasser und Kräutertee in Frage. Viel Wasser (am besten ohne Kohlensäure) zu trinken ist besonders effektiv, da es dem Körper die Flüssigkeit zuführt, aus der er zum Großteil besteht. Im Wasser sind ebenfalls wichtige Mineralstoffe enthalten. Es ist frei von Stoffen, wie sie in industriell erzeugten Getränken enthalten sind.

Heilwasser ist hierbei natürliches Mineralwasser mit besonderer intensiver Wirkung. Heilwasser ist sehr rein und ganz besonders reich an Mineralstoffen und Spurenelementen. Zur täglichen Flüssigkeitsaufnahme können Sie aber auch herkömmliches Mineralwasser oder Leitungswasser trinken.

Übrigens können Falten auch ein Zeichen von dauerhaften Flüssigkeitsmangel im Körper sein. So wie Obst schrumplig wird, wenn es altert (und Flüssigkeit verliert), sind Falten u.a. ein Zeichen von Dehydration.

Teinfreier Tee (z.B. Hagebuttentee, Fencheltee, Rooibostee oder Pfefferminztee) enthält neben dem Wasser noch viele wertvolle pflanzliche Inhaltsstoffe, gibt dem Körper Wärme. Zu beachten ist jedoch, dass der Körper nach Aufnahme von heißen Getränken durch die Schweißabsonderung der Haut Wasser verliert (dient der Kühlung des von innen erwärmten Körpers).

Alkoholfreies Bier kann gelegentlich als isotonisches Getränk getrunken werden. Frisch gepresster Saft enthält gesunde pflanzliche Inhaltsstoffe, aber keine Pflanzenfasern. Industriell hergestellter Saft enthält dagegen häufig auch zugesetzten Zucker sowie Zusatzstoffe und sollte daher nur gelegentlich konsumiert werden.

14) Impfungen

Bestimmte Impfungen sind zur Erhaltung einer langfristigen Gesundheit empfehlenswert. Sie dienen dazu, schwere Krankheiten durch eine künstlich hergestellte Immunität zu vermeiden. Der Impfschutz muss in gewissen Abständen erneuert werden. Die Impfungen führen Hausärzte und die Gesundheitsämter durch. Um Doppelimpfungen zu vermeiden, sollten alle Impfungen in den Impfausweis (Impfbuch) eingetragen werden.

Für Erwachsene sind Impfungen z. B. gegen Kinderlähmung, Diphterie und Tetanus möglich. Anzuraten nach ärztlicher Prüfung sind des Weiteren Impfungen gegen Hepatitis A und Hepatitis B.

Schutzimpfungen gegen Grippe sind jedes Jahr im Herbst möglich. Der Schutz hält aber nur eine Grippesaison vor.

Bei Fernreisen können unter anderem Impfungen gegen Gelbfieber, Typhus sowie Malaria-Prophylaxe notwendig werden. Eine Impfberatung beim Hausarzt ist hier unbedingt erforderlich.

In Absprache mit dem Hausarzt oder Kinderarzt sollten auch die für Kinder notwendigen Impfungen durchgeführt werden. Sie können auch gegen Kinderkrankheiten vorgenommen werden.

Lassen Sie sich und Ihre Kinder bei Ihrem Hausarzt über die notwendigen Impfungen beraten!

15) Schädliche Einflüsse

Neben den bisher genannten positiven Einflüssen gibt es auch eine Reihe negativer Effekte auf die Gesundheit und das biologische Alter. Diese schädlichen Einflüsse sollten möglichst vermieden oder reduziert werden.

Vermutlich kennen Sie diese bereits, aber aufgrund Ihrer sehr ungünstigen Auswirkungen werden sie im folgenden Kapitel behandelt. Ihnen ist gemeinsam, dass sie den Körper übersäuern. Sie entziehen dem Organismus außerdem Vitamine und Mineralstoffe.

15.1) Alkohol

Alkohol ist in größeren Mengen gesundheitsschädlich und beschleunigt die Alterung. Alkohol entzieht dem Körper Vitamin A, Vitamin D und Vitamin E. Außerdem werden die Mineralstoffe Magnesium, Selen und Zink reduziert.

Alkohol kann das Krebsrisiko erhöhen und abhängig machen. Alkohol führt auch zum Absterben von Gehirnzellen. Alkohol während der Schwangerschaft kann zu Komplikationen und Missbildungen beim ungeborenen Kind führen. Außerdem schädigt zu viel Alkohol die Leber.

15.2) Nikotin

Rauchen führt ebenfalls zu einer Übersäuerung des Körpers. Nikotin ist ein Nervengift und macht schnell abhängig. Schon zwei Zigaretten am Tag können innerhalb kurzer Zeit zu einer Sucht führen. Das Krebsrisiko steigt durch Nikotin. Insbesondere Lungenkrebs wird durch Rauchen verursacht.

Weitere Folgen des Rauchens können Sauerstoffmangel, Herzinfarkt, Magenleiden, Raucherhusten sowie ein Raucherbein sein. Raucher verlieren eher ihre Zähne, da durch Rauchen die Durchblutung des Zahnfleisches gestört wird.

15.3) Drogen

Rauschgifte jeder Art sind aufgrund ihrer für den Körper giftigen Wirkung auf jeden Fall tabu. Die Übersäuerung, Schädigung und Abhängigkeit des Körpers durch Rauschgift ist ganz viel stärker als durch Alkohol oder Tabak.

Ein Joint hat beispielsweise die gleiche schädliche Wirkung auf die Lunge wie eine Schachtel Zigaretten. Andere Rauschgifte sind in ihrer Wirkung noch gravierender.

15.4) Süßigkeiten

Zucker raubt dem Körper Vitalstoffe. Süßigkeiten im größerem Umfang führen ebenso zu einer Übersäuerung des Körpers. Die biologische Alterung des Menschen wird durch Zuckerkonsum (leere Kalorien) beschleunigt.

Allgemein bekannt ist, dass Süßigkeiten Karies verursachen können. Sie können auch Magen- und Darmprobleme auslösen (z.B. Blähungen, Verdauungsstörungen sowie Durchfall und Verstopfung).

Weitere Folgen können Hautkrankheiten und Haarausfall sein. Müdigkeit und Schlafstörungen sind weitere mögliche Nachwirkungen. Übermäßig zu sich genommener Zucker setzt langfristig die Konzentrationsfähigkeit herab. Daher sollten Sie Süßigkeiten und zuckerhaltige Lebensmittel nur maßvoll genießen. Naschen Sie lieber Obst, Nüsse, rohe Gemüsestreifen oder Müsliriegel (ohne Zuckerzusatz)!

15.5) Fast Food

Fast Food enthält besonders viel Fett und Zucker, ist aber arm an Ballaststoffen. Die Folgen für den Körper sind in vielerlei Hinsicht ähnlich wie beim Konsum von Süßigkeiten, können aber noch mehr negative Auswirkungen haben.

Mögliche Folgen können z.B. Übergewicht, Diabetes und Stoffwechselstörungen sein.

15.6) Stress

Stress lässt sich oft nicht vermeiden. Sie sollten sich aber nicht unnötig übermäßigen Stress aussetzen, da er Ihre Gesundheit gefährden und die Alterung beschleunigen kann.

Wenn Sie beruflich oder aus anderen Gründen dem Stress nicht entgehen können, versuchen Sie einen Ausgleich zu schaffen (Entspannung wie Autogenes Training, Meditation u.a.). Sport kann z.B. bei Büroarbeit einen Ausgleich schaffen. Urlaubsreisen oder eine Auszeit können sich positiv auswirken. Stellen Sie hierbei sicher, dass Sie nicht per Telefon oder per E-Mail zu erreichen sind, damit Sie sich richtig erholen.

Übrigens: Alkohol ist keine Lösung und hilft nicht dabei Stress zu reduzieren. Die negative Wirkung von Stress auf die Gesundheit kann sich durch Alkohol noch potenzieren.

16) Ausblick

Eine gesunde Lebensweise kann Ihnen ein langes Leben bei guter Gesundheit bescheren. Jeder ist selbst verantwortlich für seine Gesundheit. Überdenken Sie die Ratschläge, die Sie in diesem Buch erhalten.

Eine tiefer gehende Auseinandersetzung mit dem Thema Gesundheit unter Mitwirkung von Ärzten, Apotheken, Heilpraktikern, Medien und Literatur kann Ihnen hier hilfreich sein.